EXPOSITION UNIVERSELLE DE VIENNE

EN 1873.

SECTION FRANÇAISE.

RAPPORT

SUR

LES INSTRUMENTS DE PRÉCISION

ET DE L'ART MÉDICAL,

PAR

M. LE DR ONIMUS,

MEMBRE DU JURY INTERNATIONAL.

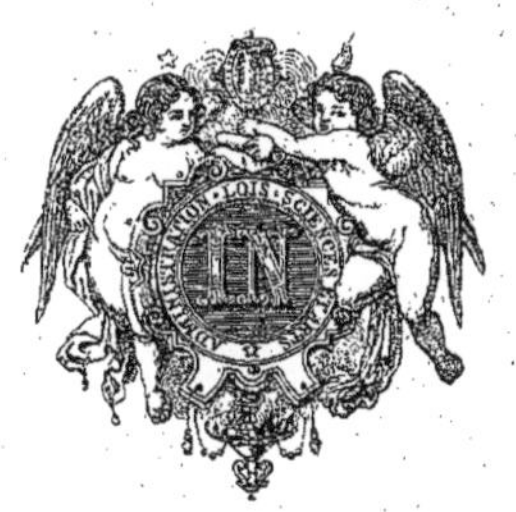

PARIS.

IMPRIMERIE NATIONALE.

M DCCC LXXV.

EXPOSITION UNIVERSELLE DE VIENNE
EN 1873.

SECTION FRANÇAISE.

RAPPORT

SUR

LES INSTRUMENTS DE PRÉCISION
ET DE L'ART MÉDICAL,

PAR

M. LE Dʳ ONIMUS,

MEMBRE DU JURY INTERNATIONAL.

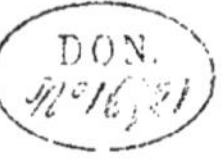

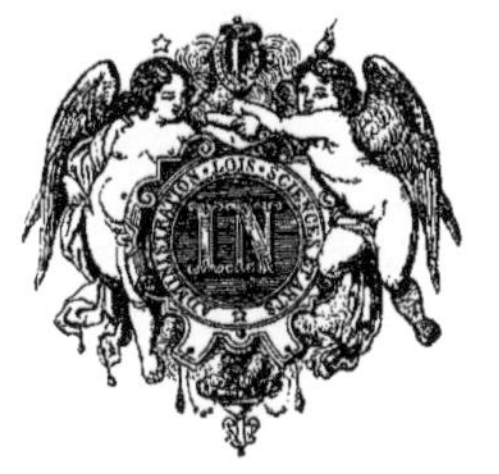

PARIS.
IMPRIMERIE NATIONALE.

M DCCC LXXV.

INSTRUMENTS DE PRÉCISION
ET DE L'ART MÉDICAL.

Dans les expositions précédentes, les appareils de l'art médical et tous les objets qui concernent la médecine et la chirurgie formaient une classe à part, où, selon la classification adoptée, on faisait rentrer, au moins en grande partie, les produits se rattachant à l'hygiène, à l'art médical civil et militaire, à l'anatomie et à la physiologie.

L'Exposition universelle de Paris en 1867 avait déjà eu une tendance à multiplier le nombre des classes et à spécialiser davantage les produits exposés; cependant elle maintenait la grande division des groupes qui avait été adoptée à la première Exposition universelle de Paris en 1855, et à celle de Londres en 1862.

Nous aurions été heureux de voir ces principes de classification prévaloir à l'Exposition universelle de Vienne; mais tous les objets qui, dans les expositions précédentes, formaient une classe à part, ont été disséminés dans différents groupes. C'est ainsi que les appareils de chirurgie et de prothèse mécanique ont été placés dans le groupe XIV, à côté des appareils de physique, d'astronomie, de télégraphie et d'horlogerie. Les produits exposés concernant les ambulances ont été placés dans le groupe XVI (Art militaire), et enfin les objets qui se rapportent à l'anatomie et à la physiologie ont été la plupart examinés par le groupe XXVI, qui avait à s'occuper des questions d'enseignement et d'instruction.

M. le professeur Tardieu, dans son Rapport de 1867, fait ressortir tous les avantages qu'il y a, dans les expositions, à ne point disséminer les mêmes produits dans différentes classes; car c'est en les réunissant, en les comparant, que leur étude devient non-seulement plus facile, mais encore plus utile.

Nous ne saurions assez insister sur la justesse de cette observation, que confirment complétement les faits qui ont eu lieu à l'Exposition de Vienne, où l'on a dérogé à ce principe; on a ainsi créé des difficultés et des embarras aux exposants, au public et aux jurés, tandis qu'il eût été facile de mieux faire en rapprochant les produits des groupes naturels et en suivant les classifications précédemment établies.

Les exposants de la section B du groupe XIV ont été moins nombreux qu'à l'Exposition universelle de Paris; mais il faut tenir compte de la dissémination des produits dans d'autres groupes, ce qui permet difficilement d'établir un rapport exact. Sur 174 exposants, nous en comptons pour la France 25, pour l'Autriche 28, pour la Hongrie 6, pour l'Italie 34, pour l'Allemagne 27, pour la Russie 14, pour l'Angleterre 9, pour les États-Unis 9, pour la Suisse 6, pour la Roumanie 5, pour le Danemarck 4, pour la Suède 3, pour le Brésil 3, pour l'Espagne 2.

Nous sommes heureux de constater que, sur les 25 exposants français, il y a eu 25 récompenses décernées par le Jury, dont 1 diplôme d'honneur [1], 9 médailles de progrès, 9 médailles de mérite [2], 6 diplômes de mérite.

A l'exception de la prothèse dentaire, la France, dans cette section, a sur les autres nations une supériorité incontestable. Cette supériorité, elle l'avait eue déjà dans les expositions précédentes, et elle a su la conserver malgré des progrès réels faits par les fabricants étrangers. La fabrication des instruments de chirurgie est d'ailleurs une industrie qui est, pour ainsi dire, née en France, et, dans tous les cas, c'est à Paris et sous l'impulsion de M. Charrière qu'elle a pris, il y a environ quarante ans, une importance considérable, et qu'elle a fait des progrès incessants.

Nous pouvons diviser les produits exposés dans la section B du groupe XIV en cinq classes:

1° Les appareils et instruments de chirurgie;
2° Les appareils de prothèse et d'orthopédie;
3° Les applications de l'électricité à la médecine;
4° Les appareils de physiologie et d'anthropologie;
5° Les objets ayant rapport à l'anatomie.

---

[1] Le diplôme d'honneur a été obtenu par M. Collin, fabricant d'instruments de chirurgie, successeur de M. Charrière. Nous ajouterons que la section, et avec elle le groupe tout entier, a proposé de décerner un diplôme d'honneur à M. le professeur Marey et à M. Mathieu, fabricant d'instruments de chirurgie. Le conseil des présidents n'a pas, à notre grand regret, confirmé ces deux propositions.

[2] M. Nachet a obtenu, dans la section B, une médaille de mérite pour une exposition de pièces plastiques servant à l'étude du fond de l'œil; mais comme, dans la section A du même groupe, il a obtenu un diplôme d'honneur pour ses microscopes, cette médaille n'a pas été décernée.

I

APPAREILS ET INSTRUMENTS DE CHIRURGIE.

Nous n'avons pas à nous étendre sur les différents instruments de chirurgie, et nous nous bornerons à signaler les perfectionnements qui ont été faits depuis l'Exposition universelle de 1867.

Ces perfectionnements sont assez nombreux, mais les uns ne se rapportent qu'à des modifications de détails, tandis que d'autres sont, pour ainsi dire, de création récente, et ont une grande influence sur la pratique chirurgicale.

Parmi les appareils qui sont employés depuis quelques années, aucun n'a eu plus de succès que l'aspirateur auquel M. le docteur Dieulafoy a donné son nom. Cet appareil se retrouve dans toutes les vitrines, et, malgré quelques modifications souvent inutiles, le modèle est resté tel que M. Collin, successeur de Charrière, l'a construit pour le docteur Dieulafoy.

Cet appareil a été vulgarisé rapidement; car il permet à la fois de diagnostiquer des épanchements profonds et de les guérir. L'idée d'aspirer, à l'abri de l'air, les liquides pathologiques, est très-ancienne; mais on n'avait pas songé à se servir de canules-trocarts, d'un volume si exigu que les organes les plus délicats pussent être traversés par elles sans en être incommodés, et de forcer le liquide à se précipiter au dehors, au moyen d'une aspiration puissante, résultat d'*un vide préalable,* autrement dit de la machine pneumatique.

Le piston de cet instrument, surtout lorsque le tube peut contenir 130 à 150 grammes de liquide, ne peut être mû qu'au moyen d'une crémaillère. Il est muni, en général, de trois robinets, le premier qui laisse passer le liquide aspiré, le deuxième que l'on ouvre pour l'évacuation du liquide; le troisième est destiné à aspirer un liquide médicamenteux que l'on fait passer dans la plèvre par le premier robinet. Toutes les aiguilles sont en acier, sans soudure, ce qui est un travail difficile à faire, car les fabricants étrangers qui font eux-mêmes cet appareil sont obligés de demander ces aiguilles aux fabricants français.

Sur ces mêmes principes, M. le docteur Potain a fait construire un aspirateur qui est très-commode et très-simple, surtout lorsqu'il s'agit de faire évacuer une masse assez considérable de liquide. Le vide préalable se fait dans une bouteille au moyen d'une pompe aspirante et foulante; les trocarts et les aiguilles sont ceux de l'appareil Dieulafoy, auxquels on a ajouté un robinet qui, sur les modèles de MM. Collin et Mathieu, renferme une pièce à frottement qui intercepte le passage de l'air lorsqu'on retire la tige du trocart.

M. Mathieu expose encore des aspirateurs du docteur Renard et du docteur Hennequin, qui n'offrent qu'une légère différence avec le procédé qui permet de faire le vide.

Parmi les instruments destinés à agir sur les voies urinaires, nous signalerons les différents brise-pierres : le brise-pierre à écrou brisé, à pression immédiate, de Mathieu, et surtout le brise-pierre urétral et le brise-pierre vésical du docteur Reliquet. Les dispositions réciproques des becs de ce brise-pierre sont telles, qu'en fermant l'instrument le bec mâle s'engage complétement dans le bec femelle, où il trouve des dents transversales qui s'enchevêtrent avec ses propres dents, ce qui donne à cet instrument la qualité si importante de ne jamais s'engager.

Le docteur Reliquet a également fait faire par M. Collin un lit pour la lithotritie, qui n'est autre chose qu'un siége qui, au moyen de mécanismes puissants et faciles à mettre en jeu, s'élève et s'abaisse, s'incline à droite ou à gauche, selon la volonté de l'opérateur. Celui-ci peut ainsi déplacer comme il le veut le bassin du sujet, et par cela même la pierre ou les graviers.

M. le docteur Dolbeau a cherché à remplacer le lithotome et à dilater d'une façon uniforme et régulière la plaie qui doit donner passage à la pierre. Ce but est pleinement atteint par son dilatateur. Dans les vitrines de M. Mathieu, nous trouvons, pour les mêmes opérations, le dilatateur prostatique de M. le docteur Demarquay, ainsi que le conducteur pour la taille hypogastrique de M. le docteur Mallez.

Les appareils employés pour l'extraction des corps étrangers de l'urètre et des parties profondes sont d'une date déjà ancienne; mais ils ont été perfectionnés. M. Mathieu a construit, dans ce but, une pince nouvelle, qui offre de grands avantages. La pince urétrale que M. Collin a construite est remarquable par sa simplicité, surtout lorsqu'on la compare aux pinces urétrales de Hunter, dont on se servait auparavant. Elle offre l'avantage d'être manœuvrée d'une seule main et exactement comme une pince à anneau ordinaire. Elle se compose d'une branche fixe dont l'anneau correspond à la main, et d'une branche brisée formant un double-levier.

C'est sur ce principe que M. Collin a construit une série d'instruments pour retirer les corps étrangers de la vessie, de l'oreille, de l'œsophage, du larynx (pince laryngienne du docteurs Cusco). Nous signalerons également l'instrument de M. Mathieu pour retirer les corps étrangers de l'œsophage : c'est une série de petites tiges métalliques articulées, comme les pièces de bois qui servent aux enfants à faire manœuvrer les petits soldats, et qui peuvent se rapprocher ou s'allonger au gré de l'opérateur.

La fabrication des sondes et des bougies a également fait des progrès assez notables, et les expositions de M. Benas et de MM. Vergne et Chose offrent une collection complète des instruments de chirurgie en gomme.

Un procédé des plus simples, et qui est employé par la plupart des fabricants pour donner aux bougies en gomme du poids et de l'élasticité, consiste à les remplir avec du plomb de chasse très-fin. M. Collin, le premier, a fait cette modification, qui est également très-utile pour les bougies œsophagiennes. M. Benas, pour les bougies exploratrices, fait la pointe en baleine et le corps en plomb ; ce même constructeur a ajouté aux bougies pour urétrotome, une petite tige en baleine de deux centimètres de largeur, afin d'empêcher ces bougies de fléchir vers la douille et de se briser, ou de se détériorer près de la petite ouverture.

Les opérations d'ovariotomie, si fréquentes depuis quelques années, ont donné lieu à la création d'instruments nouveaux dans ce but opératoire. Nous citerons : les instruments exposés par M. Guéride, et dont se sert habituellement M. le docteur Péan ; un ligateur automatique fort ingénieux ; le serre-nœud du docteur Cintrat, pour la ligature du pédicule ; l'aspirateur du liquide des kystes ovariques de Mathieu ; le clamp multiple de Collin.

Pour compléter les objets qui se rapportent aux maladies utérines, nous citerons : la pince de M. Richet, pour les tumeurs intra-utérines ; celle à érignes mobiles de M. Collin ; ses ciseaux sécateurs du col utérin, qui ont une action très-puissante, sans qu'il soit nécessaire d'employer beaucoup de force ; le clamp-scie construit par M. Mathieu pour M. le docteur Péan, et, du même fabricant, le porte-chaîne pour l'écraseur, des pessaires en aluminium qui ont l'avantage d'être très-légers.

Une des plus grandes difficultés en obstétrique est d'amener au dehors la tête du fœtus lorsqu'elle est volumineuse, ou que, le bassin se trouvant rétréci, la proportion entre le volume de la tête et les dimensions du bassin ne permet pas à la tête de franchir le détroit inférieur.

L'accoucheur, dans la plupart de ces cas, est obligé de réduire le volume de la tête, soit en la comprimant fortement entre les cuillers du forceps, soit en perçant le crâne, pour laisser écouler la substance cérébrale. Ces dernières manœuvres ne sont pas toujours aisées, et il est certain qu'une double scie annexée aux branches du forceps permettant d'enlever une partie de la tête, pendant que le forceps est en place, offre dans ces cas de grands avantages. C'est dans ce but que M. Collin a construit, pour M. le docteur Tarnier, un forceps à double scie dont les sections viennent converger vers l'extrémité des cuillers, et qui permet ainsi de retirer une tranche entière de la tête du fœtus.

A côté des instruments de chirurgie proprement dits, nous signalerons l'exposition ophthalmologique de M. Nachet, qui, dans la section d'optique, a également une exposition remarquable de microscopes nouveaux et perfectionnés.

M. Nachet s'est donné pour tâche, depuis bientôt dix-sept ans, d'améliorer l'arsenal optique employé maintenant par les physiologistes et les médecins.

Les ophthalmoscopes ont été modifiés heureusement, de manière à en rendre l'emploi plus facile, grâce aux dispositions mécaniques bien connues actuellement. Citons principalement l'ophthalmoscope binoculaire, existant en principe dans les microscopes binoculaires, et dont le dernier mot pour l'application à l'oculistique n'est pas encore dit. Les applications de cet instrument augmentent tous les jours dans la pratique; véritable appareil de précision, il demande une construction optique des plus soignées.

Les collections de verres d'essai pour les études sur la réfraction de l'œil humain ont été disposés d'une façon pratique et heureuse; chaque verre se trouve enchâssé dans un anneau métallique muni d'une oreille, absolument garanti de cette façon contre la destruction : ces types de foyer sont devenus ainsi d'un emploi commode, et cette disposition permet de les adapter à une lunette métallique à division circulaire pour l'étude de l'astigmatisme, et à écartement variable pour la détermination de la distance des axes optiques des deux yeux. C'est ainsi que les prescriptions à donner à l'opticien chargé de corriger les vices d'accommodation et les effets de l'amétropie en général peuvent être exécutées avec la plus grande exactitude.

Nous avons vu sans surprise que toutes ces dispositions, dont la première idée est due à M. Nachet, sont aujourd'hui copiées ou imitées dans une certaine mesure par des opticiens étrangers, notamment à Vienne, où la science ophthalmologique est en si grand honneur. Signalons aussi l'optomètre binoculaire d'après le système du docteur Javal, dont l'exécution présente aussi certaines difficultés surmontées avec habileté, afin de rendre pratique cet instrument de haute théorie; puis la règle à calcul de réfraction du même auteur, les modèles de microscopes montés sur pied pour l'examen de la cornée et du cristallin, dont les arrangements mécaniques ont été habilement faits par ce fabricant.

Un progrès réel dans certains appareils de chirurgie a été apporté par des fabricants autrichiens, et principalement par M. Joseph Leiter, de

Vienne. Ce progrès consiste dans l'emploi du caoutchouc durci, dans beaucoup d'instruments, tels que des seringues de toutes sortes, des spéculums, des canules à trachéotomie, des bassins pour les pansements, etc.

L'industrie du caoutchouc durci a pris à Vienne un grand essor, et les objets construits avec cette matière offrent souvent de grands avantages de propreté et de bas prix. D'un autre côté, les appareils en caoutchouc, lorsqu'ils doivent être en contact avec les muqueuses, ont sur ceux qui sont en métal le grand avantage de déterminer une impression moins désagréable, grâce à leur mauvaise conductibilité de la chaleur. Aussi cette matière doit-elle être préférablement adoptée pour les spéculums, les canules, et surtout les tubes qui servent à insuffler des substances médicamenteuses dans le larynx ou le pharynx.

Nous ne pouvons nous étendre sur tous les autres instruments de chirurgie, car ce serait faire presque l'histoire de la chirurgie; mais nous croyons devoir encore signaler, et pour les modifications heureuses qui y ont été faites et pour la perfection du travail, les instruments relatifs aux opérations sur l'œil, les divers appareils pour l'oreille, du docteur Duplay, l'œsophagotome de M. le docteur Trélat, un ingénieux instrument pour ligatures profondes du docteur Bigelow, un ouvre-bouche pour les asphyxies, de M. Collin; un scarificateur des tempes, du docteur Abadie; des appareils d'acupuncture, un trépan de l'œil à pression limitée, un perce-tympan très-ingénieux de M. Mathieu, les appareils hémostatiques du docteur Marcellin Duval, qui figurent dans la vitrine de M. Guéride. M. Mathieu expose encore des instruments d'anthropologie, dont nous parlerons dans un des chapitres suivants.

Chez M. Lollini (de Bologne), nous avons remarqué, à côté d'instruments où l'élégance est peut-être trop recherchée, un appareil nouveau construit sur les indications du docteur Ritzoli, destiné à provoquer la fracture des os longs.

Nous mentionnerons encore, mais surtout au point de vue scientifique et historique, l'exposition du docteur Schrotter, de Vienne.

Cette exposition très-intéressante contient la collection des instruments et des appareils destinés aux opérations sur le larynx, qui ont été fabriqués dans tous les pays. On peut ainsi d'un seul coup apprécier tous les progrès qui se sont faits dans cette science; cette idée est certainement excellente, quoiqu'elle ne soit pas peut-être très-applicable dans les expositions purement industrielles.

Nous terminerons ce chapitre en signalant le succès qu'a obtenu chez les fabricants d'appareils de chirurgie la nickelure des instruments. Dans tous les pays ce procédé est employé depuis un ou deux ans: il offre en

effet le grand avantage de déposer sur le cuivre ou l'acier une couche
mince de nickel, c'est-à-dire d'un métal brillant, dur et inoxydable, et de
protéger ainsi les instruments de l'oxydation.

C'est à la fin du mois de décembre 1869 que les premiers essais de
nickelure galvanique ont été faits en Europe par M. S. Adams, de Boston,
et M. Gaiffe, de Paris; mais ce n'est qu'après la guerre que les ateliers
furent montés et qu'ils commencèrent à travailler pour le public. Les procédés de M. S. Adams ont permis de perfectionner la nickelure de l'acier,
qui avant 1859 n'était guère applicable aux besoins industriels. Les bains
préparés sont formés d'une solution saturée de sulfate ou de chlorure
double de nickel et d'ammoniaque ne contenant aucune trace de métaux
alcalins ou alcalino-terreux. C'est l'absence absolue de ces corps qui serait,
d'après M. S. Adams, la condition essentielle de réussite; car il prétend
que c'est leur présence qui a amené les insuccès que l'industrie a obtenus
dans toutes les tentatives qu'elle a faites depuis 1843, époque à laquelle
M. Smée publiait ses expériences de nickelure galvanique.

II

PROTHÈSES ET APPAREILS ORTHOPÉDIQUES.

Nous avons à passer en revue les trois genres de prothèse suivants :
    Prothèse dentaire;
    Prothèse oculaire;
    Prothèse chirurgical et appareils orthopédiques.

PROTHÈSE DENTAIRE.

Un grand nombre de dentistes ont exposé des pièces artificielles, mais
on peut dire, sans crainte de trouver beaucoup de contradicteurs, que ce
genre d'exposition n'a que peu d'intérêt. Comment apprécier la valeur
de ces pièces, si l'on ne voit pas en même temps les cas pour lesquels elles
ont été faites, et si l'on ne sait pas si le malade a pu s'en servir utilement? Nous ne voyons donc pas quelles sont les raisons scientifiques qui
ont pu pousser les dentistes à faire cette exhibition. S'ils n'ont pas de raison de ce genre, ils ne peuvent d'ailleurs être assimilés aux fabricants de
dents artificielles et d'instruments de chirurgie dentaire, dont l'exposition
industrielle est utile et mérite d'être encouragée.

Deux fabricants américains exposent des dents artificielles et des appareils de chirurgie dentaire; ce sont MM. Samuel White et M. Justi; tous
deux de Philadelphie.

De même que cela avait eu lieu à l'Exposition universelle de 1867, les exposants américains ont sur les autres une supériorité incontestable pour tout ce qui concerne l'art dentaire.

La maison White, la plus considérable de cette industrie depuis de nombreuses années, jouit d'une grande réputation pour la fabrication de ses dents artificielles. Celles-ci ont, en effet, la couleur et la forme des dents naturelles, et offrent en même temps une grande solidité.

Depuis l'Exposition de Paris, M. White, pour donner plus de solidité à la monture sur pièces, est parvenu à introduire le platine en forme de pied dans l'intérieur de la dent.

Il expose en même temps deux petits appareils nouveaux destinés, l'un à perforer ou à travailler les dents artificielles, et l'autre à aurifier les dents. Ces deux appareils sont mus par l'électricité, qui donne, par suite de mécanismes spéciaux, à l'un une vitesse très-grande, qui permet ainsi de perforer des substances dures, et à l'autre une pression constante.

La maison White expose encore des feuilles d'or d'une fabrication nouvelle; ces feuilles, dites *du Globe,* sont très-ductiles et en même temps résistantes et cohérentes.

Après la maison White, il convient de placer immédiatement en première ligne et presque sur le même rang la maison Asch et fils, de Londres. Leurs dents artificielles sont également très-bien conditionnées, leur émail et leur forme sont excellents. Elles offrent un peu moins de transparence que celles de la maison White, mais elles compensent ce léger défaut par une grande solidité.

La maison Asch expose également une série d'instruments de chirurgie dentaire qui sont remarquables par leur forme variée et la bonté de la trempe.

Un exposant français, M. Devillemur, mérite d'être encouragé pour ses efforts dans la fabrication des dents artificielles. La couleur de ses dents est très-belle; il parvient, mieux peut-être que les fabricants étrangers, à leur donner la couleur naturelle. Il serait à désirer que cette industrie prît en France plus d'extension; elle y est née, car c'est un chimiste français qui, en 1794, inventa la fabrication des dents artificielles.

PROTHÈSE OCULAIRE.

La première condition pour les yeux artificiels est d'avoir un émail parfait. Il faut que la surface ne présente ni pores ni rugosités, et que son aspect offre cette demi-transparence particulière à la conjonction scléroticale et la limpidité de la cornée transparente. Il est indispensable aussi que l'émail résiste suffisamment à l'action dissolvante des larmes et au frottement incessant des paupières, afin qu'il ne soit pas usé trop rapidement.

Ces qualités de l'émail sont obtenues par beaucoup de fabricants, et nous les retrouvons surtout dans les produits de M. Boissonneau et de M. Colomb Boissonneau. Mais ces qualités ne sont pas les seules, et c'est surtout dans les autres conditions indispensables à la prothèse oculaire que nous trouvons une grande différence entre les yeux artificiels de nos fabricants et ceux des fabricants étrangers, MM. Muller, de Thuringen, Greiner, de Hambourg, et même de M. Genotte, de Bruxelles, dont les produits sont cependant meilleurs. Il ne suffit pas, en effet, que l'œil artificiel ressemble à l'œil sain; il faut surtout qu'il remplisse les conditions d'un bon usage prothétique, et que sa forme et son adaptation permettent librement les mouvements. La forme et les proportions d'un œil artificiel doivent donc être subordonnées absolument à la conformation anatomo-pathologique de la cavité oculo-palpébrale.

Dans quelques cas, la pièce artificielle peut même venir utilement en aide à la thérapeutique, pour rétablir l'écoulement des larmes, souvent entravé ou interrompu par les modifications que subissent les sillons à la suite de l'atrophie du globe oculaire; pour servir d'écran à certains yeux, qui, quoique atrophiés, sont gênés par l'impression de la lumière; chez les enfants, dans les cas d'atrophies des globes oculaires, pour aider le développement des paupières et empêcher la déformation de la face.

Un œil artificiel a, en général, besoin d'être renouvelé deux fois par an; car l'émail s'use toujours après six mois d'usage. M. Boissonneau, dont l'exposition est la plus complète et la plus belle, et qui jouit d'une réputation déjà ancienne, fournit en moyenne, par an, un peu plus de 3,000 yeux artificiels. Le prix moyen est de 3o francs, et l'on voit, par ces chiffres, que cette industrie n'est pas des moins importantes.

PROTHÈSE CHIRURGICALE ET APPAREILS ORTHOPÉDIQUES.

Ces appareils, qui servent à corriger les vices de conformation, sont très-nombreux à l'Exposition; leur usage est en effet général et de tous les pays. Les appareils orthopédiques pour guérir le pied bot, ceux destinés au mal de Pott, sont ceux que l'on retrouve le plus souvent. Chez la plupart des fabricants allemands, suédois, autrichiens, suisses, ces appareils sont bien construits, disposés avec intelligence et d'un beau fini; mais le poids en est la plupart du temps trop considérable, surtout lorsqu'on les compare à ceux de nos fabricants. La légèreté pour ces appareils est en effet une condition essentielle; car les malades qui les portent sont surtout des enfants. Sous ce rapport, les tuteurs employés déjà depuis quelques années par MM. Robert et Collin ont un grand avantage ; car, au lieu d'être composé d'une tige unie et pleine, l'acier est cannelé, ce qui diminue le poids, tout en offrant une grande résistance. Dans des appareils de plus grande dimension ou qui doivent recouvrir une grande surface de corps, l'usage du cuir dur et mouillé, allégé par de nombreux trous, tel que le fabrique M. Mathieu, est d'une heureuse application. Ces appareils non-seulement sont très-légers, mais ils prennent exactement la forme du corps et permettent, en même temps, l'évaporation de la transpiration. Ils ont le seul inconvénient de ne pouvoir se prêter facilement au développement du corps chez les enfants, et de nécessiter des changements fréquents chez les malades qui continuent à grandir. Le même fabricant expose un appareil qui a souvent un effet thérapeutique très-utile, c'est un appareil pour la contracture de la main et des doigts. Ses jambes et ses bras artificiels sont bien travaillés et ingénieux.

M. Collin et M. Mathieu excellent d'ailleurs tous deux dans ce genre de travail, et sous le rapport de la forme et sous celui de l'élégance.

M. le docteur Nélaton a fait fabriquer par M. Collin un petit appareil pour pied-bot qui peut être expédié au loin sans mesures préalables. Il suffit de savoir l'âge de l'enfant, et le mécanisme suivant, qui est fort simple, permet de ramener le pied dans son état naturel, quelle que soit la difformité. Le pied est pris dans une guêtre en coutil fixée sur la sandale en bois de l'appareil. Une tige postérieure est réunie à la sandale par une articulation en genouillère située à la hauteur des malléoles. Lorsque le pied est ramené avec la main dans sa position normale, on paralyse l'articulation de l'appareil en serrant deux vis, et le pied reste droit.

Une des déviations les plus communes de la colonne vertébrale est celle qui se manifeste chez les enfants de 12 à 14 ans, lorsqu'à cette époque ils grandissent très-vite. Les muscles qui maintiennent les vertèbres n'ont pas toujours dans ces cas la tonicité voulue, et il se produit alors un affaissement de la colonne vertébrale. Ces déformations, qui ne sont pas très-bien connues, sont cependant assez fréquentes, et notre expérience personnelle nous permet d'affirmer que, dans ces cas, rien ne rend plus de services que le corset à force élastique de M. Collin. Les parties en saillies, au lieu d'être fortement comprimées par une bande ou par un ressort métallique, sont maintenues par une pelote mince, qui est retenue par des bandes élastiques. La pression est ainsi modérée, continue, et suit le malade dans tous ses mouvements. Comme pour les autres corsets, les points d'appui sont pris sur la hanche par deux tuteurs latéraux réunis par une ceinture métallique.

Nous signalerons encore, du même fabricant, un appareil orthopédique pour les résections du coude. Cet appareil est formé de trois pièces : l'une répond à l'épaule, les deux autres au bras et à l'avant-bras. Grâce à la compression du bras, la flexion est rendue plus facile, et le malade peut même soulever des poids assez lourds, lorsqu'il porte son appareil; tandis que, dès qu'il en est privé, son bras a perdu toute force.

M. le Dr Taglar, de New-York, expose également à Vienne ses appareils d'orthopédie. Ces appareils sont très-ingénieux et consacrés par la pratique, mais, depuis l'Exposition de 1867, où ils étaient également exposés, ils n'ont subi aucune modification.

M. Philippe Gray, de Londres, expose une série complète de pièces artificielles très-bien faites et remarquables surtout par leurs articulations. Nous avons remarqué chez M. Nirop, de Copenhague, un moyen ingénieux pour maintenir en place les pelotes ombilicales; ce moyen consiste à placer des ressorts légers autour de la pelote; ils sont disposés en rayons et s'arc-boutent quand la pelote veut se déplacer.

Nous signalerons également, comme mécanisme aussi simple qu'ingénieux, celui que M. Hausen, de Copenhague, a employé dans un lit de malade pour déplacer la portion du matelas qui correspond au bassin, y substituer par le même mouvement un vase en métal et réciproquement.

III

DES APPLICATIONS DE L'ÉLECTRICITÉ A LA MÉDECINE.

L'électricité, selon les propriétés des courants, est employée en médecine et en chirurgie. En médecine, elle sert de moyen curatif et de moyen de diagnostic; en chirurgie, elle sert à détruire les tissus par son action décomposante, ou par la propriété qu'elle possède de chauffer à une température très-élevée les fils de platine qu'elle traverse. Nous avons donc à considérer ses applications médicales au double point de vue de la médecine proprement dite et de la chirurgie.

ÉLECTRICITÉ MÉDICALE.

Lorsqu'on se sert du courant provenant directement d'une pile, on obtient un courant qui, agissant constamment avec la même intensité, ne détermine de secousses qu'au moment où il entre dans l'organisme et au moment où il cesse d'y passer. Pendant tout le temps intermédiaire, son action ne se manifeste que par une action électrolytique, et par une modification, que l'on n'a constatée que dans ces derniers temps, sur la circulation, le système nerveux et les phénomènes de nutrition.

Comme, dans ces conditions, le courant électrique ne subit aucune interruption ni aucune variation d'intensité, on a appelé ce courant *courant continu*, ou encore *courant constant*.

Pour être utilement employé en médecine, ce courant doit être fourni par des piles ayant les propriétés suivantes: une grande constance, peu d'action chimique et une certaine tension intérieure.

De toutes les piles, celle qui remplit le mieux ces conditions est la pile Daniell, qui, comme on le sait, est formée d'une lame de zinc et d'une tige de cuivre, et, comme liquide excitateur, d'une solution de sulfate de cuivre. La pile de Siemens et Halske, qu'employait Remak, n'est qu'une modification de la pile Daniell, en ce sens que le vase poreux se trouve être horizontal et recouvert d'une forte couche de papier maché.

La pile de Callaud, que M. Trouvé expose et qu'il emploie pour ses appareils à courants continus, est également une modification de la pile Daniell, modification qui consiste uniquement dans la suppression du vase poreux.

D'autres piles, néanmoins, peuvent être employées pour cet usage médical; ce sont les piles de Léclanché, celles au chlorure d'argent, au protosulfate de mercure, au sulfate de plomb.

M. Gaiffe expose une série d'appareils où ces différentes piles sont employées comme source électrique. Ces appareils sont à bas prix, excepté celui au chlorure d'argent. Dans tous les cas, il faut que les piles employées aient une constance assez grande et peu d'actions chimiques, et il faut absolument renoncer, dans ce cas, aux piles trop énergiques de Bunsen, de Grenet, ou à celle au bisulfate de mercure.

Cette nécessité de n'employer que des piles faibles entraîne, comme conséquence, l'emploi d'un grand nombre d'éléments, afin d'obtenir un courant ayant assez de tension et d'action pour traverser les tissus et pour amener les modifications que l'on recherche dans ce genre de traitement.

Ainsi, ces appareils ne sont pas, en général, très-portatifs; car il est difficile de renfermer dans une boîte peu volumineuse 3o à 4o éléments, quelque petite que soit la dimension que l'on donne à chacun.

Une autre difficulté que présente le transport des piles est la présence de l'eau, qui s'échappe facilement et détériore, à la longue, le bois et les métaux qui servent à la construction des appareils. Pour obvier à ce dernier inconvénient et pour rendre la pile transportable, M. Trouvé construit une pile hermétique formée de caoutchouc durci. C'est un modèle analogue que M. Gaiffe a employé pour ses piles au chlorure d'argent, qui seules jusqu'aujourd'hui permettent de construire un appareil réellement portatif. L'appareil de M. Gaiffe, au chlorure d'argent, est, en général, composé de 3a à 4o éléments, qui donnent un courant assez énergique.

Pour diminuer l'action chimique, M. Gaiffe a diminué la surface du zinc, et il l'a séparé du chlorure d'argent par du papier filtre, qui en même temps augmente ainsi la résistance intérieure. Dans ces éléments, il suffit d'humecter de temps en temps le papier pour que la pile fonctionne, et il est inutile de maintenir les métaux plongés dans l'eau.

M. Gaiffe a fait, avec cette même pile, de petites attelles de 2 à 8 couples, et de petites batteries; ces appareils servent à remplacer les chaînes électriques, connues sous le nom de chaînes de Pulvermaker.

Jusqu'à présent, les appareils à courant continu les moins compliqués, les moins coûteux, les plus faciles à réparer, en même temps que ceux qui offrent les meilleures conditions thérapeutiques, sont ceux qui, comme nous l'avons déjà dit, sont composés de 40 à 60 éléments Daniell, ou des modifications de cette pile; malheureusement, ces appareils ne sont pas portatifs.

A chaque appareil de ce genre est joint un collecteur, un galvanomètre, indiquant le passage et la direction du courant, un renverseur de courant, etc.

Ces accessoires ont beaucoup d'importance; mais il ne faut cependant pas les multiplier à l'infini, comme l'a fait un constructeur de Varsovie, sur les indications du Dr Brenner. C'est créer sans raison des difficultés de maniement, des complications inutiles, et augmenter dans d'immenses proportions le prix de revient. Plus, au contraire, on pourra mettre de simplicité dans ces appareils, plus on rendra de service aux médecins et aux personnes qui en font usage.

Dans les autres pays, on trouve également exposés plusieurs appareils à courants continus, mais tous ont pour élément, soit la pile Siemens, soit la pile Leclanché. La manière de grouper les éléments est seule un peu différente et n'offre rien de particulier.

Depuis quelques années, l'application de ces courants à la médecine s'est beaucoup étendue, et, tandis qu'à l'Exposition de Paris de 1867 on ne trouvait pas d'appareils de ce genre, ils existent en grand nombre à l'Exposition de Vienne. Ce fait est une preuve incontestable de la vulgarisation de ce mode de traitement, ce que démontrent encore bien nettement les chiffres que nous ont donnés les deux fabricants français qui ont exposé.

M. Trouvé, en un an et demi, accuse avoir vendu plus de 25,000 éléments Callaud-Trouvé, et M. Gaiffe, qui, il y a quelques années, ne vendait presque pas de batteries voltaïques, en livre actuellement par an plusieurs centaines.

Les appareils induits ont déjà, pour la plupart, figuré aux autres expositions, mais ils ont néanmoins subi des modifications assez notables.

M. Gaiffe, qui avait déjà diminué le volume de l'appareil de Pixii et de
Clarke, sans rien enlever de la force du courant, a encore imaginé, en 1873,
de rendre plus portatifs les appareils magnéto-faradiques anglais et américains. La machine qu'il a construite ne pèse que 1600 grammes, tandis
que les machines anglaises correspondantes pèsent 3700 grammes.

Pour les appareils volta-faradiques, il les a, depuis quelques années
déjà, rendu très-portatifs, en employant de petites bobines et des petites
piles en caoutchouc durci.

Le modèle récent, dans lequel il emploie la pile au chlorure d'argent,
est très-commode, car il n'est pas besoin de charger la pile à chaque
séance. On obtient ces mêmes avantages soit avec la pile hermétique de
M. Trouvé, soit en employant la disposition dont se servent M. Ruhm-
korffe et M. Mangenot, disposition qui consiste en un flacon rempli d'une
solution de bisulfate de mercure, dans laquelle on peut introduire le
zinc ou le retirer à volonté.

Au point de vue de l'exécution et d'une certaine élégance, nous devons
signaler la trousse électro-médicale de M. Trouvé. C'est un appareil d'in-
duction électrique complet, qui, sous un petit volume, donne des effets
électriques considérables, et qui, avec tous les accessoires nécessaires pour
une application à la médecine, peut être contenu dans une trousse ordinaire
ou un petit portefeuille de poche.

M. Trouvé expose encore un appareil construit en premier lieu uniquement pour des recherches physiologiques. Cet appareil permet d'obtenir
par seconde le nombre d'interruptions qu'on désire.

Cet appareil est également utile dans la pratique médicale, car il permet d'espacer les contractions musculaires. On peut changer les bobines
induites et se servir à volonté de bobines à fil gros et court, ou de bobines à fil plus long et plus mince. Cette disposition, qui existe également
dans l'appareil à hélices mobiles de M. Gaiffe, permet d'obtenir un courant ayant plus ou moins de tension.

APPLICATIONS CHIRURGICALES DE L'ÉLECTRICITÉ.

Les applications chirurgicales de l'électricité sont de deux sortes : la
première, ou électrolysation, s'appuie sur la propriété que possèdent les
courants électriques de décomposer les corps composés. En plongeant dans
les tissus organiques les deux électrodes, on obtient au pôle positif une
cautérisation due aux acides qui viennent s'y rendre, et au pôle négatif
une cautérisation faite par les alcalis.

Le deuxième mode d'application de l'électricité à la chirurgie est la galvano-caustique; il repose sur l'emploi de la chaleur, que l'on obtient en faisant passer un courant très-intense à travers un fil de platine.

Les piles employées par l'électrolysation doivent avoir une assez grande action chimique et en même temps une tension assez forte.

Il faut donc prendre une pile assez énergique et réunir les éléments en tension.

La pile Bunsen est un élément type pour ce genre d'opération. M. Trouvé l'a cependant remplacé avec avantage par le grand modèle de sa pile hermétique au bisulfate de mercure. Avec cette pile on peut régler l'action chimique par l'inclinaison que l'on donne à l'étui, et l'action électrolytique est souvent suffisante, lorsque le zinc ne baigne qu'à moitié. On peut également employer, pour les petites opérations d'électrolyse, la pile au chlorure d'argent de Gaiffe, en employant des zincs d'une plus grande surface.

Plusieurs fabricants étrangers ont exposé des piles galvano-caustiques, et elles sont toutes faites sur le modèle de la pile Grenet. M. Trouvé en expose de différentes grandeurs et d'un prix moins élevé que celles des autres fabricants. Ces piles se composent toujours de lames de zinc et de lames de charbon, qui plongent dans un mélange d'acide sulfurique étendu et de bichromate de potasse. Quelques fabricants ont voulu faire servir la même pile à l'électrolysation et à la galvano-caustique, mais c'est là une complication d'appareil qui n'est point très-avantageuse; il est même, en général, moins coûteux d'avoir une pile électrolytique et une autre galvano-caustique.

Enfin, nous signalerons encore l'explorateur et l'extracteur électrique de M. Trouvé, ayant la forme et la grosseur d'un stylet ordinaire, et qui permet de constater à coup sûr dans l'organisme un corps métallique. Dès que les extrémités du stylet arrivent en contact avec un métal, le courant passe et fait marcher un petit trembleur, dont le bruit décèle ainsi la présence de la balle. Cet appareil a déjà souvent été employé avec succès, et principalement pendant la dernière guerre.

Malgré l'usage très-fréquent en Allemagne de l'électricité dans les sciences médicales, nous n'avons rien constaté de nouveau ni d'important dans les appareils assez nombreux qui étaient exposés par les fabricants étrangers, et, sous ce rapport, nos fabricants ont acquis, dans ces dernières années, une supériorité que nous nous plaisons à constater.

IV

APPAREILS DE PHYSIOLOGIE ET D'ANTHROPOLOGIE.

APPAREILS ENREGISTREURS.

Un des plus grands progrès qu'ait faits la physiologie dans ces dernières années est, sans contredit, l'emploi de la méthode graphique. Grâce à elle, les mouvements organiques les plus délicats comme les plus compliqués ont pu être, pour ainsi dire, fixés et étudiés avec une précision parfaite. Ce que l'œil ne saisit qu'avec peine, et ce que nos autres sens ne perçoivent souvent que confusément, se trouve par la méthode graphique enregistré d'une manière mathématique et sans que nos idées préconçues ou les erreurs de nos sens aient pu avoir la moindre influence.

Tout phénomène se traduit toujours en dernier lieu par un mouvement, et tout mouvement peut aujourd'hui être enregistré et être analysé dans ses détails.

C'est là, sans conteste, un avantage immense, et dont la plupart des sciences ont tiré grand profit. Comme dans tous les progrès réels de la biologie, ceux qui découlent de la méthode graphique ont eu pour point de départ les découvertes faites dans les sciences physiques.

Le premier appareil qui ait permis de comprendre l'importance de cette méthode est celui que les généraux Poncelet et Morin ont imaginé pour déterminer les lois de la chute des corps. Le régulateur de Foucault a permis de rendre ces appareils plus simples et moins volumineux, et l'on sait les résultats brillants que M. Lissajous et M. Kœnig ont retirés de cette méthode acoustique.

M. Ludwig, en construisant son *kymographion*, qui permettait d'enregistrer les oscillations de la pression sanguine, et M. Helmholtz, en inventant le *myographe*, sont les premiers qui aient employé la méthode graphique dans les sciences biologiques. Mais leurs instruments sont des instruments de laboratoire, et présentent encore beaucoup d'inconvénients et de défauts. Vierordt, en 1851, imagina d'enregistrer les pulsations artérielles directement sur l'homme; mais son *sphygmographe*, difficile à bien régler, et qui, pour agir, devait être appliqué sur l'artère à nu, présentait des inconvénients de toutes sortes et ne pouvait donner d'indications bien exactes.

C'est en 1858 que M. Marey, tout en conservant l'idée première de Vierordt, qui consistait dans l'amplification par un levier des mouvements artériels, imagina d'employer un ressort léger qui est mis en contact avec l'artère. Le sphygmographe, construit à cette époque par M. Marey, est aujourd'hui entre toutes les mains, et il est resté le modèle le plus parfait des sphygmographes.

Cet instrument donne le tracé du pouls avec une fidélité remarquable, et il fournit des indications précises que le médecin le plus expérimenté ne saurait souvent apprécier directement. Certes, les médecins autrefois savaient saisir les moindres nuances de la pulsation artérielle, et les tracés sphygmographiques sont venus confirmer la justesse de leurs observations; mais il n'en est pas moins vrai que c'est un grand service rendu à la médecine de lui avoir fourni un instrument qui donne une représentation claire, nette et exacte du mouvement le plus important de l'organisme, la pulsation artérielle.

Les différents appareils enregistreurs qui sont exposés par M. Bréguet indiquent combien sont nombreuses les applications que M. Marey a faites de la méthode graphique. Nous signalerons tout d'abord l'enregistreur universel avec régulateur Foucault, composé du cylindre, du chemin de fer et du chariot automoteur. Le cylindre peut s'adapter sur les trois axes du moteur et tourner avec trois vitesses différentes; il peut de plus, ce qui est très-important pour certaines expériences, prendre la position verticale.

Récemment M. Marey a modifié cet appareil de manière à le rendre encore plus complet et surtout à pouvoir donner au cylindre des vitesses différentes sans être obligé de le déplacer. Cet appareil a permis à M. Marey d'étudier les phénomènes qui accompagnent la contraction musculaire, l'influence des excitants artificiels, la vitesse de l'agent nerveux moteur et sensitif, etc.

Plusieurs de ces expériences entièrement nouvelles sont personnelles à M. Marey; celles qui étaient anciennes ont été reprises dans des conditions de précision bien plus grandes.

Le polygraphe permet d'obtenir des graphiques de longue durée, d'après une disposition analogue à celle qui est employée dans le télégraphe de Morse.

La pince myographique sert à l'exploration d'un grand nombre de muscles, et elle permet d'enregistrer la secousse musculaire chez l'homme vivant.

Dans tous ces appareils, chaque partie est faite avec un soin des plus remarquables, et de manière à éviter les erreurs les plus légères. Pour en donner un exemple, il nous suffira de citer le tambour à levier. Afin d'assurer la solidarité des mouvements de la membrane et de ceux du levier.

une pièce métallique très-légère, en forme de fourchette, s'articule au moyen de deux petites goupilles, d'une part avec le levier, d'autre part avec un disque d'aluminium qui est collé sur les membranes du tambour; par cette disposition, il est impossible que le levier exécute d'autres mouvements que ceux de la membrane. On peut, au moyen d'une vis, modifier le point d'application de la force motrice et graduer ainsi la sensibilité du levier. Deux boutons de réglage permettent de porter l'axe du levier dans toutes les positions possibles. Enfin on peut changer la plume ou la petite tige de bois sans aucune difficulté et très-rapidement, car le levier est composé de trois pièces qui s'assemblent à frottement.

Ces appareils, entre les mains des différents expérimentateurs, n'avaient servi qu'à enregistrer des mouvements ayant lieu tous dans le même plan, et jusqu'à ces dernières années on n'était point parvenu à enregistrer en même temps des mouvements ayant lieu dans divers plans. M. Marey, le premier, a résolu ce problème au moyen de modifications très-simples et très-ingénieuses, et c'est ainsi qu'il est arrivé à obtenir la notation de la marche de l'homme, de ses différentes allures, des oscillations du corps pendant la marche, etc.

C'est par les mêmes procédés qu'il a pu faire une étude complète des allures du cheval et saisir toutes les transitions d'une allure à l'autre.

Nous devons à ce même savant l'étude de la locomotion aérienne; il a pu enregistrer les mouvements du vol chez l'insecte et chez l'oiseau; indiquer le sens des mouvements de l'aile, leurs réactions, leurs fréquences, etc. Puis, après avoir fait l'analyse de toutes ces conditions du vol, il en a pour ainsi dire fait la synthèse, reproduisant artificiellement les mouvements de l'aile, et indiquant ainsi d'une manière incontestable le mécanisme de la locomotion aérienne. Peut-être est-il permis d'espérer, comme le dit M. Marey, qu'un jour le problème de la locomotion aérienne trouvera une base sérieuse dans ces études, en cherchant à imiter d'une manière plus ou moins parfaite les différents actes du vol de l'oiseau. Ce ne serait pas la première fois que l'industrie profiterait d'une simple expérience de laboratoire; c'est d'une expérience physiologique de Galvani que découlent toutes les découvertes faites dans le domaine de l'électricité.

Nous voyons par ce rapide exposé combien M. Marey a su tirer profit de la méthode graphique; et son nom restera toujours associé aux progrès qu'a faits cette science nouvelle.

INSTRUMENTS D'ANTHROPOLOGIE.

L'étude des différences que présentent les formes craniennes constitue

l'une des branches les plus importantes de l'anthropologie. Pour donner
à la craniologie des bases fixes et des indications précises qui puissent
remplacer les descriptions difficiles et incertaines, il était nécessaire de
mettre entre les mains des savants des instruments pratiques et faciles à
manier, permettant de prendre exactement les mesures caractéristiques
du crâne. C'est à M. Broca, l'éminent secrétaire général de la Société
d'anthropologie de Paris, que sont dus les principaux progrès de la cra-
niométrie.

M. Mathieu a exécuté tous ces instruments d'anthropologie avec talent;
il expose 92 pièces, dont la plupart sont de création nouvelle, et qui ont
été construites sous la direction de M. le Dr Broca pour le laboratoire
d'anthropologie des hautes études.

Nous signalerons parmi ces instruments le *craniographe*, qui sert à dessiner en projection géométrique les divers contours du crâne et plus spé-
cialement le contour du profil. Une tige en acier est articulée de telle
sorte, qu'un crayon écrit sur l'écran les contours que suit l'aiguille exploratrice. On peut ainsi obtenir très-rapidement la ligne faciale, l'angle et
le triangle facial, les projections antérieures et postérieures du crâne, et
de plus, au moyen d'une petite tige que l'on introduit dans le trou auditif, la situation exacte du conduit auditif.

Le *stéréographe* permet de dessiner, par une méthode analogue, les détails de la surface des corps. Il diffère du craniographe par la pièce inférieure de l'armature métallique articulée, qui se compose d'une seule
branche pour le craniographe et de deux branches parallèles pour le stéréographe entre lesquelles on place le crâne. L'une de ces branches supporte le crayon qui affleure l'écran; l'autre, placée sur l'autre côté du
crâne, supporte la tringle exploratrice.

Pour obtenir, à l'aide de ces instruments, des dessins rigoureux, il était
nécessaire que le crâne supporté par le *craniophore* fût placé au-devant de
l'écran dans une attitude invariable. Il fallait donc déterminer un plan horizontal fixe et invariable. Daubenton, Camper, Charles Bell, Barclay, etc.,
avaient chacun proposé des plans différents, mais tous artificiels et incor-
rects. A la place de ceux-ci, M. Broca en a proposé un autre plus exact, en
partant de l'idée que la tête est horizontale lorsqu'elle prend son équilibre
naturel sur la colonne vertébrale et que l'homme debout regarde droit
devant lui. Sur le crâne sec, cette position est obtenue lorsque le plan
alvéolo-condylien, plan tangent à la face inférieure des deux condyles occi-
pitaux et passant par le milieu du bord alvéolaire, est horizontal.

C'est au moyen du *craniophore* et de la *libelle*, instrument en bois, en
forme d'équerre, qu'on arrive à donner au crâne cette attitude. Elle s'ob-

tient également au moyen du *craniostat,* planchette sur laquelle se trouve une pièce cubique en bois; le support est un *fixateur* qui empêche le crâne de basculer.

Cette attitude ainsi obtenue permet de comparer très-approximativement le plan alvéolo-condylien avec celui de la vision horizontale. La direction du regard est donnée par l'*orbitostat à crémaillère* ou par l'*orbitostat à vis.*

Le plan alvéolo-condylien et le *plan visuel* sont presque complétement parallèles dans les crânes humains, et ce parallélisme existe dans toutes les conditions d'âge, de sexe et de race. Ce caractère, selon les observations de M. Broca, est un des plus fixes qu'il y ait chez l'homme; ce fait est d'autant plus important qu'il établit une différence remarquable entre l'homme et les autres animaux chez lesquels la direction du regard remonte toujours au-dessus de l'horizon.

Parmi les instruments d'anthropologie exposés par M. Mathieu, nous citerons encore l'*équerre flexible auriculaire* et le *goniomètre auriculaire,* destinés tous deux à placer le cordon biauriculaire qui établit la séparation du crâne antérieur et du crâne postérieur. Le *goniomètre facial* de Jacquart et celui de M. Broca sont destinés à mesurer l'angle facial. Le *demi-goniomètre* est réduit à une seule branche latérale, et rend ainsi l'opération plus simple et plus rapide. Sur le sujet vivant, pour assurer la bonne direction du cadran, on fixe le goniomètre dans le trou auditif. Ces appareils sont très-précieux pour les voyageurs, car ils permettent de prendre des renseignements anthropologiques sur les vivants et sans grande difficulté.

La valeur de l'angle pariétal peut être déterminé par le *goniomètre pariétal* de M. Quatrefages, qui est formé par les deux branches d'un long compas sur lesquelles sont fixés un cadran et un indicateur. Le *crochet sphénoïdal* et la *sonde optique* permettent de mesurer l'angle sphénoïdal sans ouvrir le crâne.

Nous signalerons enfin le *cranioscope,* qui sert à examiner toute la surface interne du crâne à travers le trou occipital. Un éclaireur, composé d'une grande lentille, large de 10 centimètres, fait concentrer dans l'intérieur du crâne la lumière d'une lampe; des miroirs reflètent les parties ainsi éclairées. Trois miroirs sont employés dans cet appareil : l'un plan réflète les parties dans leur grandeur naturelle; l'autre convexe fait embrasser d'un seul coup d'œil une surface plus étendue; le troisième, qui est convexe, permet, en grossissant les images, d'examiner les petits détails.

V

OBJETS AYANT RAPPORT À L'ANATOMIE.

La plupart des objets concernant cette partie des études médicales ont été placés dans le groupe XXVI. Dans le groupe XIV, le Jury n'a eu qu'à examiner les préparations histologiques de M. Bourgogne, les pièces conservées de M. Marini et les modèles d'anatomie de M. Talrich.

Les préparations microscopiques de M. Bourgogne sont faites surtout dans un but utile; elles se rapportent, pour la plupart, à la structure des tissus végétaux et animaux. Les élèves peuvent ainsi se procurer à des prix relativement modérés les objets qu'ils veulent étudier, et qu'ils ne savent pas encore préparer parfaitement. Les professeurs ont, eux aussi, l'avantage de trouver tout fait un travail qu'ils ne peuvent exécuter souvent faute de temps.

Les préparations relatives à la botanique médicale (substances médicinales) ont pour but de faire connaître, à l'aide du microscope, les différences qui existent dans la structure des plantes, dont l'action thérapeutique diffère beaucoup, quoique l'aspect extérieur, surtout après la dessiccation, soit le même, ce qui très-souvent facilite des fraudes ou détermine des erreurs funestes. Les préparations des produits textiles et alimentaires sont utiles pour la constatation des fraudes commerciales.

M. Marini a exposé une série de pièces anatomiques qui sont demeurées dans un état de conservation parfaite depuis plusieurs années. Il emploie plusieurs procédés, mais qui peuvent se réduire à quatre modes de conservation :

1° Momification, qui donne aux tissus la couleur et l'apparence des momies égyptiennes;

2° L'état coriace, qui donne aux tissus une consistance dure et les maintient dans un état de dessiccation;

3° L'état frais. Dans ce cas, les tissus conservent leur mollesse et leur transparence. Nous avons vu un pied qui avait été préparé en 1864 à l'école pratique de la Faculté de Paris, et dont l'authenticité nous était garantie par des cachets apposés par MM. Nélaton et Sappey; il était dans un tel état de conservation, qu'on eût dit qu'il provenait d'un cadavre récent.

4° Le système de pétrification, qui donne aux tissus la consistance et la dureté de la pierre, tout en conservant les formes et l'aspect de la peau. M. Marini nous a dit obtenir cette pétrification en plongeant les tissus dans un bain renfermant des silicates, qui viennent se fixer dans les organes, molécule à molécule, par l'influence d'un fort courant électrique.

Le plus curieux de ces procédés est certainement celui qui conserve les tissus à l'état frais. M. Marini, pendant assez longtemps, n'a pas voulu nommer au Jury les substances qui entraient dans ses préparations, et, sur le refus du Jury de le juger, il a donné quelques notions générales sur ses procédés. Il avait demandé le secret pendant quelques semaines, mais ce temps est largement écoulé, et nous donnons ici les quelques faits qu'il a indiqués, mais qui pour nous n'ont pas encore subi le contrôle d'une expérience exacte. Il est incontestable que les sciences naturelles pourront tirer grand profit de ces procédés, et c'est pour cela que nous y insistons.

Pour préparer les tissus, M. Marini, après les avoir fortement comprimés et avoir fait écouler la plus grande quantité du liquide qu'ils contiennent, les saupoudre avec du carbonate de potasse anhydre et du carbonate de magnésie. Au bout de quelque temps, il fait alors tremper le tout dans un liquide fortement sucré, auquel il ajoute de l'acide lactique.

L'état coriace s'obtient si, après quelques jours de cette série de préparations, on laisse dessécher les tissus.

L'état frais s'obtient en empêchant la dessiccation et en faisant macérer les pièces plus longtemps dans de l'eau sucrée étendue d'acide lactique. Pour conserver ces pièces à l'état frais, il faut qu'elles reposent sur de la ouate ou sur des linges imbibés de la solution ci-dessus.

Pour la conservation d'un cadavre pendant quelques jours, M. Marini, après avoir fait une injection d'une solution de carbonate de soude, injecte dans les vaisseaux une solution concentrée de carbonate de soude et de carbonate de magnésie.

M. Marini dit avoir également employé ces solutions très-étendues dans le traitement des plaies de mauvaise nature, et en avoir obtenu de très-bons résultats, comme le prouveraient d'ailleurs des rapports faits par des médecins de l'hôpital de Naples.

Voici quelle serait, à peu près, pour la plupart des plaies, la composition de la solution à employer :

Pour 100 grammes d'eau fortement sucrée, faire dissoudre 25 centigrammes de carbonate d'alumine et y ajouter 8 gouttes d'acide lactique.

On peut diminuer ou augmenter, selon la sensibilité de la plaie, la quantité d'acide lactique.

M. Talrich a exposé quelques pièces d'anatomie en cire, représentant de grandes pièces de splanchnologie, des membres et même des corps entiers. Ces modèles en cire sont connus depuis trop longtemps pour que nous ayons à y insister. Nous signalerons cependant une collection assez complète d'yeux pathologiques, et surtout des pièces indiquant les différents temps et procédés des opérations pratiques sur les articulations.

ONIMUS.